ESSAI

SUR LES

LOIS PHYSIOLOGIQUES
DE LA CHALEUR HUMAINE

DISCOURS
PRONONCÉ A LA SÉANCE DE DISTRIBUTION DES PRIX
DE L'ÉCOLE DE MÉDECINE DE TOURS

Le 12 décembre 1878

PAR

M. le Docteur GIRAUDET

Professeur d'anatomie

DES LOIS PHYSIOLOGIQUES

DE

LA CHALEUR HUMAINE

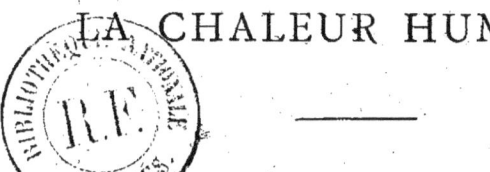

———

Messieurs,

La solennité qui nous réunit ici, chaque année, est toujours pour notre Ecole une véritable fête. Un seul des assistants à le droit, non pas de s'en plaindre, mais de s'en effrayer et de la redouter, c'est celui auquel incombe la mission difficile de porter la parole devant une assemblée aussi éclairée et toujours si empressée de nous encourager par sa présence.

Je ne me suis pas fait d'illusion, Messieurs, sur la difficulté réelle de trouver un sujet digne de votre attention ; cependant, j'ai pensé que mes efforts pourraient encore être utiles, lors même que je n'atteindrais pas le but que je me suis proposé.

Nous sommes loin de ces temps où, sans aspirer à devenir un savant, un homme instruit pouvait, sans trop de fatigue d'esprit, suivre les progrès des connaissances humaines.

Aujourd'hui, la science est devenue un océan sans limites ; l'étude d'une fonction de la vie, d'une classe du règne animal, d'une famille de plantes suffit à occuper pendant des années la vie d'un travailleur.

Cette activité qui porte chacun de nous à tenter de nouvelles investigations, cet immense désir de savoir qui tourmente les intelligences, ce génie de l'exploration et des découvertes, ont inauguré une ère féconde, où l'industrie, les arts, les sciences luttent d'efforts et de puissance pour servir utilement la marche du progrès.

La Médecine, entraînée à son tour dans ce mouvement irrésistible, ne pouvait échapper à la loi générale d'évolution des autres sciences naturelles. Pour elle aussi, la méthode analytique et expérimentale est devenue le guide assuré qui dirige les recherches, le lien qui réunit en faisceau tous les faits épars de l'observation personnelle.

Sans être devenue une science assez avancée pour agir sur l'espèce humaine, comme les lois de la physique et de la chimie permettent de le faire sur les corps bruts, la médecine s'est enrichie de nombreuses conquêtes qui lui permettront de secouer, peu à peu, le joug de l'empirisme sous lequel elle étouffe depuis trop longtemps.

Mon but n'est pas de vous présenter ici une analyse de tous les progrès, réalisés de nos jours, dans les sciences médicales. Cette tâche exigerait des développements dont l'exposition me conduirait bien au delà des limites qui me sont imposées. J'essaierai seulement, Messieurs, d'arrêter un instant votre attention sur une seule question de physiologie médicale, la recherche des lois physiologiques de la chaleur humaine.

En abordant ce beau et vaste sujet, je m'efforcerai d'embrasser dans une esquisse, tracée à grands traits, un tableau des lois présidant à la production du calorique, dans le calme de la santé et dans les orages de la maladie.

Puissé-je, Messieurs, me rencontrer un instant avec vos esprits, associer ma pensée à la vôtre et me créer ainsi un titre à votre bienveillance.

I

Tout être vivant produit incessamment de la chaleur ; telle est la foi fondamentale que les progrès de la physiologie nous permettent d'affirmer.

En effet, soit qu'il s'agisse d'un mammifère, d'un insecte ou d'un poisson, tous ont la faculté de produire de la chaleur, mais, tous aussi, diffèrent essentiellement entre eux dans ce pouvoir calorigène.

Ainsi, chez les animaux inférieurs, où la vie est plus obscure, où chaque portion du corps est douée de propriétés physiologiques semblables, où chaque parcelle peut devenir, tour à tour, un instrument de sensibilité, de nutrition ou de mouvement, le dégagement du calorique est à peine appréciable et intimement lié au milieu dans lequel ces êtres respirent.

C'est là un phénomène analogue à ceux qui s'accomplissent dans les expériences des laboratoires de chimie, où nous voyons le dégagement de la chaleur résulter souvent d'un groupement nouveau des molécules constitutives d'un corps, sans que sa composition élémentaire en soit altérée.

Je n'entreprendrai pas l'étude détaillée des lois de la production du calorique dans les différentes classes de l'animalité ; toutefois, quelque grand que soit mon désir d'être aussi concis que possible, je ne puis me dispenser de témoigner qu'une quantité innombrable d'observations pratiquées depuis un demi-siècle, à l'aide d'instruments thermométriques d'une grande perfection, ont permis d'établir les caractères principaux de cette fonction dans tous les anneaux de l'immense chaîne zoologique.

II

Si dans l'espèce humaine la température moyenne oscille entre 36 et 37 degrés centigrades, cette expression de température moyenne vous fait pressentir, Messieurs, que notre corps ne possède pas une chaleur uniforme ; qu'il n'y a ni égale répartition, ni égale déperdition, la production thermique variant d'une façon irrégulière dans des régions souvent très-rapprochées l'une de l'autre

Les organes profonds, protégés contre toute cause de refroidissement extérieur, devaient offrir et offrent, en effet, les températures les plus élevées. Les belles et si délicates expériences de Breschet et de Becquerel, à l'aide d'aiguilles thermo-électriques, celles plus récentes de Fink et de notre regrettable Claude Bernard ont signalé ces différences dans les parties profondes de notre organisme, lesquelles demeurent également sujette à des variations sensibles et inégales.

Nous pouvons donc formuler cette loi : Le corps de l'homme ou des animaux supérieurs, pris en masse, se montre comme une réunion, une agrégation de foyers à température variée, créant et dépensant inégalement le calorique. C'est là un fait incontestable, trop peu connu et dont l'avenir nous révèlera certainement les causes immédiates encore insaisissables.

III

Pendant de longs siècles, on a cru, Messieurs, que l'espèce humaine ne pouvait vivre dans une atmosphère dont la température serait supérieure à celle de son sang.

Boerhaave disait encore, au commencement du XVIII° siècle : *observatio docet nullum animal quod pulmones habet posse in aere vivere cujus eadem est temperies cum suo sanguine*. Il était réservé à un de ses plus célèbres disciples, à Haller, de réfuter l'erreur commise par l'illustre médecin hollandais.

Lissing à Charlestown, Adanson au Sénégal, Ellis et d'autres physiciens ont rapporté de nombreuses observations tendant à démontrer que l'homme peut supporter une température dépassant de plus du double la chaleur de son sang.

Permettez-moi, Messieurs, de vous rappeler quelques détails caractéristiques empruntés à une relation d'expériences accomplies vers le même temps par deux membres de l'Académie des sciences, Tillet et Duhamel ; expériences qui ont le plus contribué à fixer l'opinion des physiologistes sur ce grand problème.

Ces deux savants avaient été envoyés dans l'Angoumois pour y observer l'insecte qui dévorait les grains de blé et rechercher les moyens d'arrêter ses ravages. Après quelques essais infructueux, ils découvrirent que le blé devait être passé au four après en avoir retiré le pain.

« Nos expériences, rapporte Tillet, furent faites à La Rochefoucault, qui ne possédait qu'un seul four banal. Nous voulûmes connaître le degré de chaleur qu'il conservait le lendemain du jour où l'on avait retiré le pain. Je mis un thermomètre sur une pelle et l'introduisis dans le four. Alors, une fille de service s'offrit d'y entrer et de m'avertir de la hauteur précise de la liqueur lorsque je le lui demanderais. J'hésitais à l'exposer à une chaleur aussi forte, malgré l'assurance qu'on me donnait qu'elle ne courait aucun risque et comme je laissais entrevoir quelque inquiétude, cette fille en sourit et entra dans le four. Lorsqu'elle y fût je lui donnai un crayon afin que par un trait léger fait sur la graduation, elle m'apprît plus sûrement le point de hauteur auquel la liqueur monterait. Après que cette fille fut restée dans le four pendant quelques minutes, elle fit un trait à l'endroit où la liqueur était arrêtée, je retirai le thermomètre et je vis que l'esprit de vin était monté à plus de 100 degrés ; nous engageâmes cette fille, M. Duhamel et moi, à sortir du four, mais malgré nos instances elle voulut y rester encore. Le thermomètre fut donc remis en expérience pendant 10 minutes environ qu'elle y resta ; lorsqu'elle sortit, le thermomètre marquait 130 degrés. Cette fille ne nous parut pas plus incommodée qu'on ne l'est quelquefois dans l'été à la suite d'une chaleur extraordinaire.»

L'Académie des sciences, étonnée, sans être convaincue par la lecture de ce rapport, jugea opportun de faire répéter les mêmes expériences par d'autres personnes et désigna M. Marantin pour y assister. Des résultats identiques confirmèrent les observations des physiciens et servirent à prouver que l'homme, à l'exclusion de tous les animaux, a le privilège de vivre sous tous les climats.

Ce n'est pas sous l'Equateur, Messieurs, qu'on ressent les chaleurs extrêmes, les *fours* de la terre se rencontrent au pied le l'Himalaya, dans la vallée du Gange sacré et dans les steppes sans fin de l'Afghanistan, où les *maxima* atteignent 55° à l'ombre et 70° au soleil.

Un habitant d'un climat froid ou tempéré se rend-il dans ces régions suréchauffées, la température de son corps reste stationnaire ou s'élève au plus de 1 degré. Cette minime élévation ne prouve pas que la faculté de dégager du calorique soit augmentée, elle est au contraire sensiblement diminuée. Il y a là, en effet, deux phénomènes parfaitement distincts et trop souvent confondus, la température animale et la chaleur animale ; celle-ci s'appréciant par la quantité d'oxigène absorbé pendant un temps donné et celle-là se mesurant avec le thermomètre.

Si l'on songe, Messieurs, qu'aussi bien dans les régions glacées du pôle où le mercure se congèle que dans les zones torrides où le soleil projette verticalement ses rayons, nous pouvons supporter, la science aidant, des variations thermométriques dont la distance extrême est de 125 à 130 degrés, c'est-à-dire 25 ou 30 degrés de plus que l'échelle qui va de la glace fondante à l'eau bouillante ; l'esprit reste confondu en présence d'un tel fait d'où découle une admirable loi, celle de l'indépendance de la source de la chaleur humaine.

Cette loi touche aux plus hautes questions de l'hygiène publique et de l'économie sociale, en nous livrant les moyens de prévoir avec certitude les effets de l'acclimatement des Européens dans les pays chauds et de le faciliter.

C'est peu à peu et par voie de transitions successives que notre organisme devient apte à s'élever au degré d'activité fonctionnelle, exigé par l'influence de ces températures extrêmes et à en supporter les brusques variations. Chez les sujets vigoureux, ce travail intime s'accomplit sans danger ; mais, dans les organisations plus délicates, il se traduit par une succession de malaises assez sérieux et assez fréquents pour déterminer des altérations organiques souvent irrémédiables.

Nos voisins d'outre-Manche, gens essentiellement pratiques, ont profité de ces données scientifiques sur l'acclimatation, en faisant passer successivement et par gradation leurs troupes coloniales, d'abord, dans leurs possessions de la Méditerranée, puis à l'Ile de France et, enfin, dans leur royaume des Indes. Par cette sage mesure hygiénique ils arrivent à n'avoir dans leur armée qu'une mortalité insignifiante et bien inférieure à celle des troupes que nous transportons, sans transition suffisante dans nos possessions les plus lointaines de l'Indo-Chine et du Sénégal.

IV

Peu de problèmes ont été aussi vivement et aussi souvent agités par tous les savants anciens et modernes, que celu de l'origine de la chaleur humaine.

Dès les premiers temps de la médecine, la chaleur joue son rôle dans les théories ; on la considère comme une propriété de la vie primitive, semblable à toutes les propriétés des tissus et dont le siége est dans le cœur.

Cette hypothèse de la chaleur innée, régna, chose incroyable, pendant plus de vingt siècles, le moyen âge n'y avait rien ajouté.

Mais le jour où Vésale, non sans avoir longtemps hésité, se révolte contre la crédulité des temps passés et ose secouer le joug des Ecoles, en dévoilant les erreurs de Galien, l'esprit de libre examen dégage successivement les abords de la science, des antiques formules de la dialectique et des subtilités de la scolastique. On étudie la nature sur l'homme et sur les animaux, et cette étude est dès lors suivie avec une indicible ardeur par un nombre toujours croissant d'observateurs.

Alors apparaissent et se renouvellent, sans interruption, des conjectures, des spéculations, des théories sans nombre pour l'explication des sources du calorique. Ces doctrines, œuvres fragiles de l'imagination, appartiennent au domaine de l'histoire et n'intéressent plus guère aujourd'hui que le philosophe curieux d'étudier dans leur passé les erreurs des conceptions humaines.

Il était réservé au créateur de la chimie moderne, à Lavoisier, d'envisager ce problème si complexe sous un point de vue véritablement scientifique.

Ce génie prodigieux — auquel notre Ecole de Médecine a rendu la première un hommage public en faisant reproduire et placer ici-même sa glorieuse image — embrassa dans une conception éclatante de vérité tous les phénomènes organiques dans lesquels intervient l'oxigène. Seulement, en plaçant dans le poumon le foyer exclusif des sources calorigènes, Lavoisier commettait une erreur de fait ; sa théorie, vraie quant à la cause première du phénomène, fléchissait par les détails.

Nous savons, en effet, messieurs, qu'il suffit de placer dans un milieu oxigéné un tissu quelconque détaché du corps d'un animal pour le voir dégager de l'acide carbonique ; chaque élément anatomique y participe. Nous savons aussi que toute la chaleur dégagée par la transformation en acide carbonique de l'oxigène inspiré fût-elle développée au sein des poumons, n'élèverait leur température que d'une fraction de degré incapable de produire la destruction de ces organes, comme on l'avait supposé.

L'idée fondamentale de la théorie [Lavoisienne subsiste donc encore, agrandie par les découvertes sans nombre de la chimie physiologique. Cette nouvelle science a commencé la démonstration des métamorphoses opérées par l'action comburante de l'oxigène sur les produits organiques de la nutrition ; elle nous a livré le caractère général de ces transformations si complexes, d'où naissent une multitude de composés demeurés inconnus jusqu'à nos jours. La connaissance de ces phénomènes, entourée de très-grandes difficultés d'expérimentation s'est compliquée à mesure que l'on a pénétré plus avant dans les conditions véritables de ces mutations organiques. Si les recherches effectuées jusqu'à ce jour ne nous ont pas dévoilé la vérité tout entière : deux grandes lois peuvent cependant prendre dans la science la place qu'elles méritent d'y occuper : la production de la chaleur engendrée par les réactions chimiques dont l'organisme entier est le siége et la variabilité des sources thermogènes dans l'économie animale.

V.

De toutes les causes productrices du calorique, une des plus considérables, Messieurs, est due à l'activité du système musculaire. Les expériences de Hirn, de Gavarret, de Béclard, ont expliqué scientifiquement cette action, que l'instinct et l'observation vulgaires avaient enseignée à l'homme sans qu'il en cherchât la raison. C'est également dans le travail des affinités chimiques que la puissance motrice de l'homme et des animaux prend naissance.

A cette source thermogène, la découverte si féconde de l'équivalent mécanique de la chaleur est venue en ajouter une nouvelle, nous voulons parler de celle due à la transformation du travail mécanique en chaleur.

Toutes les fois que notre corps dépense du travail, une quantité de chaleur proportionnelle à ce travail apparaît, et réciproquement, dans tous les cas où la chaleur produit du travail, une quantité de calorique proportionnelle au travail produit se consomme et disparaît de l'organisme.

Sur cette loi générale, base de la théorie mécanique de la chaleur, repose une science nouvelle, la thermo-dynamique dont les applications présentent la grandeur et l'importance de celles de la gravitation universelle.

Transportée dans le domaine de la vie organique cette science a mis en évidence, d'une manière frappante, la corrélation qui existe entre les phénomènes vitaux et les phénomènes généraux du règne inorganique.

Le corps des animaux a pu être comparé à un foyer de chaleur, et les muscles qui composent à eux seuls la partie essentielle de l'appareil de locomotion, ont été assimilés à des moteurs mécaniques ; moteurs animés, il faut bien le reconnaître, supérieurs à tous ceux inventés par le génie industriel de l'homme et dont le rendement dépasse celui des machines à vapeur les plus perfectionnées.

Cette loi de la transformation des forces, en éclairant des questions réputées impénétrables, s'est acquise une valeur si extraordinaire que pendant un certain temps on a cherché à la substituer à toutes les notions antérieures les mieux établies.

C'est ainsi, que certains physiologistes, plus poëtes que naturalistes, voyant la lumière se transformer en chaleur et celle-ci produire du mouvement, en ont conclu que le mouvement et la chaleur étaient aptes à produire les phénomènes de l'intelligence. De là, cette formule devenue si célèbre : « la pensée est un mouvement transformé. »

Par cette hypothèse, qui appartient au monde idéal de ces conceptions audacieuses qu'un esprit sérieux ne saurait admettre sans protestation, on oppose l'équivalent mécanique à l'équivalent psychologique, le système musculaire passif au système nerveux doué de spontanéité, oubliant de la sorte, les différences capitales qui creusent un abîme entre ces termes scientifiques.

Non, Messieurs, l'intelligence humaine n'est pas engendrée par la transformation du calorique et hâtons-nous de le dire, les faits psychologiques ont une puissance, une force de preuves qu'il est impossible de concilier avec une théorie aussi hasardée et aussi ambitieuse. Comme toutes les doctrines exclusives, en voulant trop généraliser, en voulant tout rapporter à ses principes et tout expliquer par eux, la théorie de la transformation des forces n'a pas su s'arrêter à propos. Bizarre condition de l'esprit humain de ne pouvoir échapper à cette fatalité qui le condamne à s'exercer sans cesse, sur des erreurs, avant de pouvoir atteindre à la vérité.

VI

Cet exposé des lois de l'origine et du mode de production de la chaleur animale, tout incomplet qu'il est, suffira sans doute, Messieurs, à vous donner une idée vraie des principaux progrès accomplis, par l'emploi de la méthode expérimentale, dans une seule branche de la physiologie.

Il me reste à vous énumérer les faits intéressants qui découlent de ces découvertes et dont la médecine pratique a su tirer un heureux parti.

C'est grâce aux immenses travaux de thermométrie si péniblement édifiés, si patiemment recueillis depuis un quart de siècle que nous avons pu pénétrer un peu plus avant dans la connaissance intime de cet éternel problème pathologique, la fièvre. Redoutable écueil où sont venus successivement faire naufrage tous les systèmes préconçus, non sanctionnés par l'expérience.

Je ne m'arrêterai pas, Messieurs, à analyser ces innombrables théories formulées par les médecins des temps passés dans le but d'expliquer les causes inconnues de la fièvre.

De toutes les hypothèses acceptées aux jours de leur vogue, puis abandonnées et remplacées par d'autres, une seule est restée debout, je veux parler de la formule émise par l'Ecole Grecque, plus de cinq siècles avant notre ère et confirmée en partie par l'investigation scientifique et l'expérience clinique : *l'élévation anormale de la température du corps caractérise la fièvre.*

« *Calor præternaturalis substantia febrium.* »

Ce serait là un magnifique sujet de triomphe pour la doctrine hippocratique si le développement exagéré du calorique était la seule manifestation importante de la fièvre ; malheureusement, il n'en est pas ainsi.

Du moment où il s'est agi d'interpréter cet acte pathologique, les médecins ont suivi des voies bien différentes. Les uns ont demandé une solution du problème à l'action du système nerveux, les autres à des germes miasmatiques intérieurs ou extérieurs, d'autres enfin, à la constitution des globules du sang.

Hélas, il faut bien le reconnaître, Messieurs si les phénomènes de la fièvre observés aux différents âges de la vie, obéissent à de grandes lois et sont identiquement au fond les mêmes, nous n'avons pas encore soulevé le voile qui nous en cache les causes mystérieuses.

Nous connaissons le comment, nous ignorons toujours le pourquoi.

Et cependant, Messieurs, que de déductions nouvelles et précieuses, que de conquêtes accomplies dans l'étude de cette grave question. Ainsi, l'expérience nous a démontré que l'état fébrile loin d'être toujours, comme on le supposait autrefois, une exaltation des propriétés vitales, résultait le plus souvent de leur inertie ou de leur affaiblissement. A ce titre, nous avons été conduits à relever les forces de nos malades, à les alimenter convenablement. Réforme si capitale en médecine pratique, qu'un des professeurs les plus illustres de l'Université de Dublin, le docteur Graves, ne craignait pas de dire à ses nombreux élèves : « Si vous êtes embarrassés un jour pour mettre une épitaphe sur mon tombeau, inscrivez-y ces simples mots : *Il nourrissait les Fiévreux.* »

Parole mémorable, bien digne d'un tel savant, aussi sagace dans la recherche des faits qu'ingénieux à les coordonner.

Les investigations de la thermo-chimie sur les caractères de la fièvre ont puissamment contribué aux progrès de la médecine en nous apprenant à employer, dès le début des maladies dites inflammatoires, des médicaments anti-pyrétiques plus actifs, destinés à empêcher le développement des différentes périodes de ces affections.

C'est elle qui nous a fait saisir l'importance de l'intégrité des fonctions éliminatrices de la peau et la gravité des accidents morbides provenant de l'accumulation dans le sang de certains résidus de l'acte nutritif.

L'empirisme avait noté, depuis longtemps, sans les expliquer, les effets curatifs des enduits imperméables appliqués sur la peau dans un certain nombre de cas pathologiques ; eh bien ! les expériences si rationnellement conçues par un physicien de talent, Fourcault, nous en ont révélé le mode d'action d'une façon péremptoire.

Voici quelles tristes et curieuses circonstances provoquèrent les recherches de ce savant.

On célébrait dans une grande ville d'Italie une fête populaire, mélange bizarre de traditions mythologiques, de pratiques chrétiennes et de représentations dramatiques. Au nombre des spectacles offerts à la curiosité des habitants et des étrangers accourus de toutes parts, la ville avait organisé une brillante procession composée de groupes de cavaliers richement costumés et de chars ornés de trophées et d'emblèmes allégoriques.

Parmi ces chars, celui de la Richesse attirait principalement les regards par la magnificence de sa décoration; une statue symbolique le surmontait et pour la figurer, on avait eu l'étrange idée de choisir un jeune garçon qui avait consenti à laisser recouvrir son corps entier de feuilles d'or.

Pendant six heures consécutives, ce long cortége parcourut les rues de la ville, soulevant sur son passage les acclamations joyeuses et bruyantes de la foule. Mais hélas! cette fête si gaie devait se terminer dans le deuil et la tristesse.

Quand on voulut débarrasser ce pauvre enfant de son enveloppe dorée, emblème de l'opulence, il ne restait plus de lui qu'un cadavre bientôt refroidi.

Le hasard avait rendu Fourcault témoin de cette fête et de l'accident déplorable par lequel elle avait pris fin. L'esprit vivement frappé de cet événement inattendu, le savant physiologiste voulut interpréter cette énigme funèbre et entreprit de nombreuses expériences sur des animaux vivants. Or, il est résulté de l'ensemble de ses recherches, qu'il suffit de supprimer la communication de l'air avec la peau par un enduit imperméable, pour voir la chaleur s'abaisser dans la région d'abord, puis si la surface soustraite à l'action de l'air est d'une très-grande étendue, le refroidissement marche sans interruption et au bout de quelques heures seulement, la mort survient.

Il est facile de concevoir la haute valeur des résultats pratiques d'une loi physiologique de cette importance.

Tant il est vrai, Messieurs, qu'un état de trouble occasionné par la maladie est souvent plus apte à nous faire apprécier la véritable nature des fonctions de la vie que leur marche normale et régulière. Bien des secrets nous ont été révélés de la sorte.

Il en est de même dans les sciences physiques ; combien de fois dans nos machines industrielles l'absence momentanée ou l'aberration d'un levier ou d'un rouage n'ont-ils pas contribué à leur perfectionnement en permettant de reconnaître leur degré d'utilité, leur importance relatives.

C'est aux patientes recherches de la thermo-physique qu'est due l'application sur l'échelle la plus vaste, du traitement de la fièvre typhoïde par l'eau froide, médication logique, s'il en fut jamais.

L'hydrothérapie, mieux étudiée et perfectionnée par les travaux de médecins distingués, a été soustraite aux mains d'empiriques ignorants qui voyaient dans l'eau froide une panacée universelle ; elle constitue aujourd'hui une branche des plus importantes de l'art de guérir.

L'exploration thermomètrique a contribué à l'avancement de la médecine pratique, en accordant à la chaleur une influence beaucoup plus grande qu'on ne l'avait fait autrefois. Elle a hâté les progrès du diagnostic des maladies, progrès tellement rapides, qu'il sera bientôt difficile de le perfectionner.

Nous lui devons encore de pouvoir suivre, pas à pas, avec une sûreté presque mathématique, les phases successives des maladies à évolution cyclique.

Enfin, Messieurs, si je ne craignais d'abuser de votre

bienveillante attention, je chercherais à vous montrer la foule d'autres notions précieuses découlant des principes que j'ai eu l'honneur de vous exposer, au début de ce travail. Mais, à peine me reste-t-il le temps de vous pier que l'hygiène a pu aborder avec succès, les problèmes jusqu'alors inconnus du mode de production de la phtisie pulmonaire, du diabète et des diathèses urique et graisseuse.

En réfléchissant, Messieurs, à tous les résultats acquis par la méthode expérimentale, on ne peut se défendre de constater, encore une fois, que les lois physiologiques ne sont pas différentes des lois physiques et qu'elles ne sont pas en opposition avec elles, comme on l'a tant de fois répété, depuis Bichat.

« Il est illusoire, disait-on, de vouloir soumettre les phénomènes qui s'accomplissent dans les êtres vivants aux mêmes lois que ceux qui se rencontrent dans les corps bruts. Pour en arriver là, il faudrait connaître, avant tout l'essence même de la vie. Or, comme nous ne la connaissons pas, il est impossible d'appliquer les procédés rigoureux de recherche, employés dans les sciences physiques, à l'étude des phénomènes de la vie. »

Si une pareille opinion, Messieurs, a pu être propagée par le plus grand physiologiste des temps modernes, c'est que, frappé des différences qui semblent exister entre les lois de la vie et celles qui régissent les corps inanimés, il n'a pas vu le lien secret qui unit les premières aux secondes. La physique et la chimie appliquées à la physiologie n'existaient pas ; elles ne font que de naître.

Sans doute, Messieurs, il y a dans les êtres vivants autre chose que des qualités physiques, il y a comme le disait Montaigne, « cette maistresse cause » qui ne s'altère ni ne se détruit, qui contient, modère et anime notre organisation, à la fois si forte et si fragile.

Cette cause mystérieuse, de tout temps agitée et toujours à résoudre, échappe à la fois aux abstractions de la métaphysique et aux recherches de la science expérimentale qui ne peuvent et ne pourront jamais en avoir raison.

Tours, imprimerie Mazereau.